BEI GRIN MACHT SICH IHR WISSEN BEZAHLT

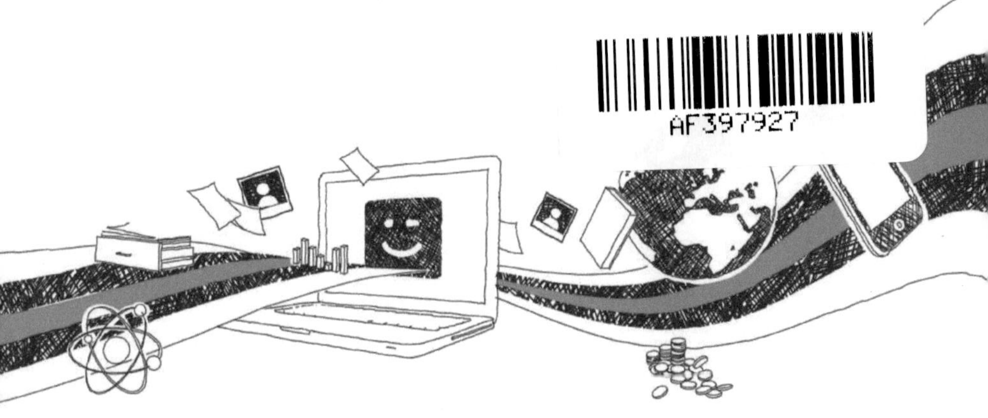

- Wir veröffentlichen Ihre Hausarbeit,
  Bachelor- und Masterarbeit

- Ihr eigenes eBook und Buch -
  weltweit in allen wichtigen Shops

- Verdienen Sie an jedem Verkauf

Jetzt bei www.GRIN.com hochladen
und kostenlos publizieren

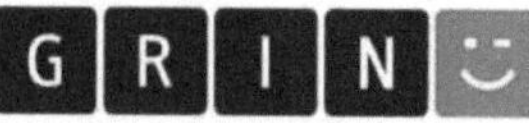

Die Bedeutung von Wertschätzung in der Pflegeausbildung

Stefan Magnus-Löser

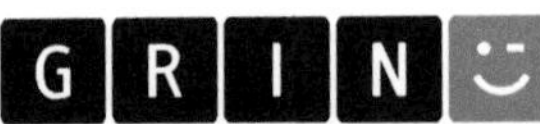

Bibliografische Information der Deutschen Nationalbibliothek:

Die Deutsche Nationalbibliothek verzeichnet diese Publikation in der Deutschen Nationalbibliografie; detaillierte bibliografische Daten sind im Internet über http://dnb.d-nb.de abrufbar.

ISBN: 9783963567896
Dieses Buch ist auch als E-Book erhältlich.

© GRIN Publishing GmbH
Trappentreustraße 1
80339 München

Druck und Bindung: Books on Demand GmbH, Norderstedt Germany
Gedruckt auf säurefreiem Papier aus verantwortungsvollen Quellen

Das Buch bei GRIN: https://www.grin.com/document/1453382

Studiengang Berufspädagogik

für Gesundheits- und Sozialberufe (B.A.)

Studienzentrum: Magdeburg

Die Bedeutung von Wertschätzung in der Pflegeausbildung

Modul Berufliche Identität (BIP)

Hausarbeit

Herbstsemester 2023

Stefan Magnus-Löser

Magdeburg, 23.01.2024

Inhaltsverzeichnis

Tabellenverzeichnis

Abkürzungsverzeichnis

AD	Ausbildungsdrittel
amb. LZ	Ambulante Langzeitpflege
BIBB	Bundesinstitut für berufliche Bildung
BMG	Bundesministerium für Gesundheit
DBFK	Deutscher Berufsverband für Pflegeberufe
FB	Fragebogen
IPA	Interpretative-Phänomenologische-Analyse
M.	Männliches Geschlecht
SARS-CoV-2	severe acute respiratory syndrome coronavirus 2
stat. LZ	Stationäre Langzeitpflege
Ver.di	Vereinte Dienstleistungsgewerkschaft
W.	Weibliches Geschlecht

1 Einleitung

Weltweit gesucht, nicht ersetzbar und ein wichtiger Beruf (Zegelin, 2016 o. S.). Der Pflegeberuf steht für das Wohltun gegenüber einem anderen Menschen im Rahmen einer ganzheitlichen Versorgung (Benedix & Kathmann, 2019, S. 8). Um die pflegerische Versorgung langfristig zu gewährleisten, sind Maßnahmen erforderlich, die den Pflegeberuf in der Zukunft attraktiver gestalten (Benedix & Kathmann, 2019, S. 8). Dazu zählen neben einer besseren Bezahlung und neuen Karrieremöglichkeiten für Pflegekräfte auch die Verbesserung der Arbeitsbedingungen. Es ist zudem essenziell, das Image der Pflege in der Gesellschaft weiter zu stärken (Klauber et al., 2023, S. V). In der Öffentlichkeit sollte die Professionalität verdeutlicht und das Bewusstsein gefördert werden, wie wertvoll die Arbeit von Pflegekräften für das Gesundheitssystem ist (Zegelin, 2016; Klauber et al., 2023, S. V). Nach Benedix und Kathmann (2019, S. 8-9) stellt die Sicherung der pflegerischen Versorgung eine komplexe Herausforderung dar, die politisches und gesellschaftliches Engagement erfordert. Buxel (2011, S. A946) weist darauf hin, dass bis 2025 schätzungsweise 112000 Vollzeitstellen unbesetzt bleiben könnten. Umfragen zu Berufen zeigen, dass Pflegekräfte in der Gesellschaft ein hohes Ansehen und Vertrauen genießen, jedoch haben sich die Bedingungen in allen Pflegesettings über die letzten Jahre zunehmend verschlechtert (Zegelin, 2016). Die Unzufriedenheit wächst, die Frustration nimmt zu, und es mangelt an Wertschätzung gegenüber den Pflegekräften sowie deren Arbeit. zu prüfen in der Vergangenheit der Abbau von Stellen, so folgt nun die Berufsflucht infolge dieser wachsenden Unzufriedenheit (Zegelin, 2016; Buxel, 2011, S. A946). Vor diesem Hintergrund zeigt eine wissenschaftliche Arbeit des Bundesministeriums für Gesundheit (BMG) zur Arbeitsplatzsituation in der Akut- und Langzeitpflege (2020 – 2023), dass insbesondere sogenannte „weiche Faktoren" wie Führungsstil und Wertschätzung häufig einen höheren Einfluss auf die Zufriedenheit haben. Dies gilt bereits auch für künftige Auszubildende (BMG, 2023). Die folgende Hausarbeit wird nach dem IMRAD – Schema und somit nach folgenden Punkten verfasst.

- Introduction (Einleitung)
- Methods (Methode)
- Results (Ergebnisse)
- Discussion (Diskussion)

In den nachfolgenden Abschnitten untersucht der Autor die neue generalistische Pflegeausbildung und erläutert die Bedeutung und Folgen von gelebter und mangelnder Wertschätzung. Diese wissenschaftliche Arbeit verfolgt das Ziel, die Folgen von Wertschätzung bei Lernenden zu untersuchen. Des Weiteren wird eine aktuelle Studie des BMG zur Zufriedenheit im Beruf und des Bundesinstitutes für berufliche Bildung (BIBB) zum Thema Frühes Ende der Ausbildung durch unerfüllte Berufswünsche herangezogen.

1.1 Die Pflegeausbildung geht neue Wege

Insbesondere in der neuen Pflegeausbildung stellen Neugierde, Erkunden, Hinterfragen oder Erforschen eine wesentliche Voraussetzung dar (Saul & Jürgensen, 2021, S. 3). Es wird der Erwerb von Nachhaltigkeitskompetenzen ermöglicht (Weber, 2023, S. 42). Mit der Reform der Pflegeausbildung wurden neue Konzepte und Prinzipien berücksichtigt, die angehenden Pflegefachmänner und Pflegefachfrauen die notwendigen Kompetenzen zur selbstständigen und prozessorientierten Pflege von Menschen aller Altersstufen und Pflegesettings vermitteln soll (Hundenborn, 2022, S. 208; Saul & Jürgensen, 2021, S. 18). Ein wesentliches Merkmal durch den Gesetzgeber ist die aufeinander abgestimmte Verknüpfung zwischen Theorie und Praxis (Saul & Jürgensen, 2021, S. 25). Entsprechend erfolgt mit dem Wechsel zwischen der theoretischen und praktischen Ausbildung die Weiterentwicklung der zu erwerbenden Kompetenzen und damit verbunden das berufliche Verständnis für in verschiedenen Pflegesettings. Hierbei sind die Lehrenden innerhalb der Ausbildung besonders in der Pflicht, nämlich die Emotionen und Bedürfnisse ihrer Auszubildenden zu erkennen, um darauf adäquat zu reagieren (Brehm, 2001; zitiert nach Förster-Kuschel & Fürstenau, 2020, S. 48).

1.2 Auswirkungen von Wertschätzung

Für das individuelle Leben der Menschen stellt Wertschätzung eine fundamentale Grundlage für dessen Gelingen dar (Dederich & Schnell, 2009; zitiert nach Silter, 2018, S. 45). In der neuen Pflegeausbildung erlernen die Auszubildenden verschiedene Einsatzorte (Vogler, 2020, S. 63). Daher ist es erforderlich, dass die Träger der praktischen Ausbildung zum einen Verständnis gegenüber der neuen Ausbildung zeigen und zum anderen die Bindung durch Wertschätzung gegenüber den Auszubildenden stärken sollten (Vogler, 2020, S. 63). Bei der Betrachtung der

Ergebnisse einer Befragung aus dem Jahr 2011 zur aktuellen Situation am Arbeitsplatz bei Pflegekräften gaben 49,5 % der befragten Pflegekräfte und Auszubildenden an, dass sie sich wenig oder gar nicht wertgeschätzt fühlen (Buxel, 2011, S. A947). Auch der Stellenwert und die Wertschätzung in Kliniken wird von 62,3 % der Befragten als negativ bewertet (Buxel, 2011, S. A947). Die Ergebnisse der Befragung werden anhand der folgenden Tabelle 1 dargestellt.

Tabelle 1: Befragung zur Zufriedenheit am Arbeitsplatz

Umfrage zur Zufriedenheit am Arbeitsplatz

Kriterium	Sehr unzufrieden (1)	Eher unzufrieden (2)	Weder noch (3)	Eher zufrieden (4)	Sehr zufrieden (5)
Stellenwert und Wertschätzung des Pflegepersonals im Krankenhaus	24,0 %	38,3 %	16.1 %	19,3 %	2,4 %
Wertschätzung von Leistung auf Tagesebene/ Lob und Anerkennung durch Vorgesetzte	19,4 %	30,1 %	18,8 %	27,0 %	4,8 %

(gekürzte Darstellung n. Buxel, 2011, S. A947)

Eine Befragung von 500 beruflich Pflegenden (Civey GmbH, 2019) beschreibt diese Problematik und unterstreicht die Befragung von Buxel aus dem Jahr 2011. Von den Befragten gaben 79 % an, dass ihnen zu wenig Wertschätzung entgegengebracht wird (Civey GmbH, 2019, zitiert nach Quernheim & Zegelin, 2022, S. 212).

1.2.1 Zur Bedeutung von Wertschätzung im Pflegeberuf

Die derzeitige Situation auf dem „Pflegearbeitsmarkt" lässt den Schluss zu, dass die Qualität der Quantität in dieser Profession weicht (DBFK, 2009, 2010, zitiert nach Hellweg & Müller, 2012, S. 15). Für junge Menschen steht bei der Berufswahl im Fokus, dass dieser den sozialen Status und die gesellschaftliche Anerkennung stärkt (Ebbinghaus, 2022, zitiert nach Maier et al., 2023, S. 53). In der Einleitung wurde bereits auf die von Buxel (2011) durchgeführte wissenschaftliche Arbeit verwiesen, dass sich 62 % der Befragten unzufrieden in Bezug auf Wertschätzung äußerten (Buxel, 2011, zitiert nach Maier et al., 2023, S. 55). Eine durch die Vereinte Dienstleistungsgewerkschaft (Ver.di, 2022, S. 43) beauftragte wissenschaftliche Arbeit aus dem Jahr 2021 belegte diese Zahlen im Ausbildungsreport 2021.

Nur 42,7 % der Befragten gaben an, dass sie mit der Ausbildung zufrieden seien (Ver.di, 2022, S. 43). Der Pflege in Deutschland kann zurecht ein „Stolz-Problem" bescheinigt werden, das zu einer verstärkten und abwartenden Haltung führt (Zegelin, 2021, zitiert nach Maier et al., 2023, S. 56). Auf der einen Seite hat der Pflegeberuf durch die SARS-CoV-2-Pandemie an Anerkennung zugelegt. Auf der

anderen Seite ist der Beruf insbesondere bei jungen Menschen weiter eher unbeliebt (Maier et al., 2023, S. 56). Es bedarf also konkreter Maßnahmen, um den Beruf nachhaltig für junge Menschen attraktiver zu gestalten und damit verbunden auch die Wertschätzung zukünftig beruflich Pflegender innerhalb verschiedener Pflegesettings, als auch gesellschaftlich zu steigern (Maier et al., 2023, S. 56).

1.2.2 Positive Auswirkungen bei gelebter Wertschätzung

Bereits im Abschnitt 1.2 wurde beschrieben, dass Wertschätzung für den Menschen eine wesentliche Grundlage für das individuelle Leben darstellt (Dederich & Schnell; zitiert nach Silter, 2018, S. 45). Dies zeigt auch, dass sich gelobte emotionale Interaktion und Wertschätzung durch Lehrende positiv auf die Arbeitsatmosphäre in Gruppen auswirkt (Rothermund & Eder, 2011, zitiert nach Förster-Kuschel & Fürstenau, 2020, S. 48). Darüber hinaus wird die Lernmotivation der Lernenden gesteigert und kann damit auch für den Ausbildungserfolg von entscheidender Bedeutung sein (Rothermund & Eder, 2011, zitiert nach Förster-Kuschel & Fürstenau, 2020, S. 48). Neben den genannten Faktoren wirkt sich gelebte Wertschätzung nach Scheider (2016, S. 92) auch positiv auf die Gruppendynamik aus. Es stärkt das Gemeinschaftsgefühl und sorgt somit für ein gesteigertes Engagement während der Ausbildung. Daraus resultiert auch ein Gesamterfolg der Lerngruppen (Schneider, 2016, S. 92).

1.2.3 Negative Auswirkungen bei mangelnder Wertschätzung

Im Gegenzug ist also wenig verwunderlich, dass mangelnde Wertschätzung als negativer Stressor angesehen werden kann, der erheblichen Einfluss auf die persönliche Gesunderhaltung haben kann (Semmer, 2008, zitiert nach Hinding, Akca & Kastner, 2012, S. 64). Neben hoher körperlicher Arbeitsbelastung steigt das Risiko für Arbeitsunfähigkeit auch durch berufliche Unsicherheit und ausbleibender Wertschätzung (Jansing, Polzer & Rack, 2014, zitiert nach Schmucker, 2020, S. 75). Vor diesem Hintergrund kommt es bei den Betroffenen zu einer erheblichen psychischen Belastung und dadurch das Risiko für somatische Erkrankungen steigert (Siegrist, 2008, zitiert nach Hinding et al., 2012, S. 65). Es sollte hierbei auch

nicht unerwähnt bleiben, dass beruflich Pflegende – einschließlich Auszubildende
– zu den am stärksten betroffenen Berufsgruppen zählen (Schmucker, 2020,
S. 77).

1.3 Wissenschaftliche Fragestellung

Die vorangestellte Problematik möchte der Autor in der nachfolgenden Hausarbeit
genauer untersuchen und betrachtet dabei insbesondere den Sektor der Pflegeausbildung. Im Zuge dieser Arbeit und mit Blick auf die vorgestellte Angelegenheit
lässt sich die folgende wissenschaftliche Fragestellung ableiten:

Welche Auswirkungen hat die Wertschätzung auf die Motivation und Zufriedenheit
der Lernenden in der generalistischen Pflegeausbildung?

2 Methodik

Die genannte Forschungsfrage soll anhand einer qualitativen Umfrage unter Lernenden in der Pflege untersucht werden. Die Idee zu dieser Hausarbeit entstand
im Rahmen des Moduls „Berufliche Identität" an der Hamburger-Fern-Hochschule
unter der Anleitung von Frau A. Schumann M. A. Die berufliche Tätigkeit des Autors als Lernbegleiter an einer Berufsfachschule in Magdeburg hat ebenfalls zur
Entstehung dieser Hausarbeit beigetragen. Im Abschnitt 2.1 wird die methodische
Herangehensweise des Autors erläutert, während in Abschnitt 2.2 das verwendete
Erhebungsinstrument beschrieben wird.

2.1 Methodisches Vorgehen

Im nachfolgenden Abschnitt wird zunächst die methodische Grundlage der Hausarbeit dargestellt. Dabei steht die Forschungsfrage im Mittelpunkt, welche Auswirkungen die Wertschätzung auf die Motivation und Zufriedenheit der Lernenden in
der generalistischen Pflegeausbildung hat. Zur thematischen Orientierung führte
der Verfasser zunächst eine orientierende Literaturrecherche durch. Diese Strate-
gie verfolgt nicht das Ziel, das Thema abschließend zu behandeln, sondern viel-
mehr eine allgemeine Einführung in das Thema zu bieten (Simon, 2018, S. 60).
Bei der Recherche waren für den Autor folgende Schlagworte von besonderer Relevanz: Wertschätzung, Pflegeberuf, Pflegeausbildung und Berufsstolz. Der Autor
nutzte verschiedene Datenbanken im Rahmen dieser orientierenden Literaturrecherche. Diese werden anhand der folgenden Tabelle 2 schematisch dargestellt.

Tabelle 2: Literaturrecherche

Anzahl der Treffer in Datenbanken

Schlagwort	Google Scholar	Springer	BIBB	Fachportal Pädagogik
Wertschätzung	195000	6	350	1139
Pflegeberuf	6560	1840	110	1289
Pflegeausbildung	7880	1898	300	101
Berufsstolz	1110	266	2	2

(eigene Darstellung, 2023)

Für die detaillierte Untersuchung des Themas bewegt sich der Verfasser der Arbeit im Bereich der empirischen und qualitativen Sozialforschung. Dieser Forschungsbereich beschäftigt sich mit verschiedenen Methoden und Instrumenten zur Untersuchung sozialer Phänomene und der Erhebung entsprechender Erkenntnisse (Häder, 2019, S. 13). Zur Datenerhebung können dabei Beobachtungstechniken oder Formen der Befragung ausgewählt werden (Häder, 2019, S. 14). Empirische Befragungen stellen eine systematisch gesteuerte Interaktion zwischen den Beteiligten dar und sind daher alltagstauglich. Die klassische Befragung mittels Fragebogens bietet im Bereich der Sozialforschung eine differenzierte und gut strukturierte Form der Datenerhebung (Häder, 2019, S. 199). Der Verfasser der Hausarbeit führte seine Untersuchung mit dem Einverständnis der Schulleitung durch und versichert, dass alle beteiligten Personen den Fragebogen freiwillig ausgefüllt haben. Alle Daten und Ergebnisse wurden anonymisiert erfasst und ausgewertet.

2.2 Erhebungsinstrument

Die qualitative Sozialforschung bietet insgesamt die Möglichkeit, einen tiefgreifenden Einblick in komplexe soziale Phänomene zu gewinnen und zur Weiterentwicklung des Wissens in den Sozialwissenschaften beizutragen (Häder, 2019, S. 13). Zur Untersuchung des Themas wählte der Verfasser als Erhebungsinstrument eine qualitative Befragung mit einem nicht standardisierten Fragebogen (FB). Die Verwendung eines Fragebogens als Erhebungsinstrument ermöglicht eine objektive und zuverlässige Datensammlung (Mayer, Panfil & Brandenburg, 2018, S. 145). Bei der Anwendung eines Fragebogens ist die Wahrscheinlichkeit einer Verzerrung der Ergebnisse geringer, jedoch können unvollständig oder ungenau ausgefüllte Fragebögen zu Interpretationsproblemen führen (Mayer, Panfil & Brandenburg, 2018, S. 149). Mithilfe des eigens für die Untersuchung erstellten Fragebogens beabsichtigt der Verfasser, die im Kapitel 1.3 formulierte Forschungsfrage zu untersuchen und die gesammelten Ergebnisse zu präsentieren und zu diskutieren. Neben allgemeinen Informationen zu den befragten Personen wurden offene Fragen erstellt, die das Thema der Arbeit betonen und schließlich die Forschungsfrage beantworten sollen. Die befragte Gruppe besteht aus Lernenden im Pflegebereich im zweiten und dritten Ausbildungsdrittel. Der erstellte Fragebogen ist dem Anhang beigefügt. Gemäß ethischen Prinzipien waren die befragten Auszubildenden jederzeit mit der Befragung einverstanden.

3 Ergebnispräsentation

Im dritten Kapitel der Hausarbeit präsentiert der Autor die aus seinen Befragungen erhobenen Ergebnisse. Zur Datenerhebung führte der Verfasser fünf Befragungen mit Lernenden in der Pflegeausbildung durch. Von den Befragten befanden sich zwei Auszubildende im zweiten und drei Auszubildende im dritten Ausbildungsdrittel. Die qualitative Datenanalyse erfolgt gemäß dem Prinzip der Phänomenologie. Diese Analysemethode hat das Ziel, die individuellen Wahrnehmungen einer Person näher zu erläutern und die gesammelten Daten zu aggregieren und zu evaluieren (Creswell, 2007, zitiert nach Fringer & Schrems, 2018, S. 201 & S. 202). Diese Form der Analyse wird als Interpretative-Phänomenologische-Analyse (IPA) bezeichnet und zielt darauf ab, die Inhalte aus den Befragungen zu interpretieren und die Aussagen der Gesprächspartner zu beschreiben (Döring et al., 2015, zitiert nach Fringer & Schrems, 2018, S. 202). Für die Ergebnisse wurden Schlüsselbegriffe aus den Befragungen herausgefiltert, die bei der Beantwortung der Fragen häufig genannt wurden. Diese Schlüsselbegriffe werden innerhalb der Ergebnisse in Form einer Häufigkeitsverteilung in einer Tabelle präsentiert. Die Ergebnisse werden unter Berücksichtigung der von Lincoln und Guba (1985) beschriebenen Kriterien für qualitative Forschung präsentiert und erläutert (Lincoln & Guba, 1985; zitiert nach Flick, 2020, S. 254):

- Glaubwürdigkeit (credibility),
- Übertragbarkeit (transferability),
- Zuverlässigkeit (dependability) und
- Bestätigbarkeit (confirmability).

Gemäß Flick (2020, S. 254) ist es wesentlich, zu erkennen, dass qualitative Forschung oft unterschiedliche Zielsetzungen und Herangehensweisen verfolgt im Vergleich zur quantitativen Forschung. Infolgedessen erfordert die Bewertung der Qualität entsprechende Anpassungen. Dies könnte bedeuten, dass Kriterien wie

Reliabilität und Validität, die in der quantitativen Forschung von großer Bedeutung sind, in der qualitativen Forschung von geringerer Relevanz sind. Stattdessen könnten Kriterien wie Reflexivität, Transferierbarkeit und Nachvollziehbarkeit eine größere Rolle spielen. Daher ist es unerlässlich, die spezifischen Charakteristika qualitativer Forschungsmethoden zu berücksichtigen und entsprechende Maßstäbe zur Bewertung ihrer Qualität zu entwickeln (Flick, 2020, S. 254).

Der Verfasser der Arbeit zeigt in der nachfolgenden Tabelle 3 auf, dass eine klare und transparente Methode zur Codierung der Befragungen dazu dient, die Anonymität der Antworten zu gewährleisten und gleichzeitig die Ergebnisse transparent darzustellen. Die Verwendung von Kategorien wie Geschlecht, Alter, Ausbildungsdrittel (AD) und Träger der Ausbildung ermöglicht es, verschiedene Merkmale zu berücksichtigen und potenzielle Muster oder Zusammenhänge in den Antworten zu identifizieren. Durch die Unterscheidung zwischen stationärer Langzeitpflege (stat. LZ), ambulanter Langzeitpflege (amb. LZ) und stationärer Akutpflege (stat. AP) zeigt der Verfasser eine differenzierte Herangehensweise an die Analyse. Dies könnte dazu beitragen, spezifische Herausforderungen oder Bedürfnisse in den verschiedenen Bereichen des Pflegesektors aufzuzeigen.

Insgesamt bietet diese Methode zur Codierung einen strukturierten Ansatz zur Analyse von Befragungsdaten und trägt zur Transparenz bei der Darstellung der Ergebnisse bei.

Tabelle 3: Codierung Fragebögen

Codierung Fragebögen

Nr.	Geschlecht	Alter (in Jahren)	AD	Träger
FB 1	W	17 – 25	2. AD	Stat. LZ
FB 2	M	17 – 25	2. AD	Stat. LZ
FB 3	W	17 – 25	3. AD	Stat. LZ
FB 4	W	41 – 49	3. AD	Stat. AP
FB 5	W	26 – 34	3. AD	Stat. AP

(eigene Darstellung, 2024)

3.1 Motivation zur Pflegeausbildung

Die Resultate der Befragung zur individuellen Motivation für die Ausbildung als Pflegefachmann bzw. Pflegefachfrau zeigen auf, dass die überwiegende Mehrheit der Befragten äußerte, den Wunsch zu hegen, älteren Menschen zu „unterstützen"

(FB 1 & FB 2) und eine Tätigkeit im Gesundheitswesen anzustreben (FB 5). Einige Teilnehmende äußerten auch den Wunsch, in ihrem angestrebten Beruf als Pflegefachkraft tätig zu sein. Zudem spielte die Motivation, die von Kollegen ausgeht, eine signifikante Rolle bei einer der befragten Personen bei ihrer Entscheidung für eine Ausbildung in diesem Bereich.

Die Informationen aus den Fragebögen legen nahe, dass 60 % der Befragten angegeben haben, dass sie anderen Menschen helfen möchten und daher eine Ausbildung im sozialen Bereich anstreben. Diese Ergebnisse weisen darauf hin, dass ein beträchtlicher Anteil der Befragten soziale Berufe anstrebt und dies als Hauptmotivation für ihre Berufswahl betrachtet.

3.2 Persönliche Bedeutung der Wertschätzung

Die Resultate aus der Befragung zur persönlichen Definition von Wertschätzung zeigen auf, dass alle Teilnehmer (FB 1, FB 2, FB 3, FB 4 & FB 5) diese mit den Begriffen „Respekt" und „Anerkennung" verknüpfen. Zusätzlich beschreiben die Befragten Wertschätzung als eine unmittelbare Form der Anerkennung und erwähnen auch Dankbarkeit in diesem Kontext. Auffallend ist, dass alle Teilnehmer Wertschätzung mit gegenseitigem Respekt gleichsetzen.

Diese Resultate lassen den Schluss zu, dass für die befragten Personen Wertschätzung ein grundlegender Bestandteil ihrer sozialen Interaktion ist und auf Gegenseitigkeit basiert. Dies deutet darauf hin, dass der Wert von Respekt, Anerkennung und Dankbarkeit in ihrer Vorstellung von Wertschätzung stark ausgeprägt ist und einen bedeutenden Aspekt ihres sozialen Handelns darstellt.

3.3 Erlebte Wertschätzung in der Pflegeausbildung

In Bezug auf die Frage nach der Bedeutung von Wertschätzung seitens der Lehrkräfte sowohl in der Theorie als auch in der Praxis für die persönliche Motivation sind in den Antworten ebenfalls zahlreiche Gemeinsamkeiten festzustellen. Direkte Aussagen von 60 % der Befragten deuten darauf hin, dass Wertschätzung einen positiven Einfluss auf die persönliche Motivation hat (FB 1, FB 2 & FB 5). Neben den positiven Auswirkungen auf die Motivation wird laut den Angaben der Befragten auch das Selbstvertrauen gestärkt (FB 5). Daher ist es nicht überraschend, dass 60 % der Befragten angeben, aufgrund gesteigerter Motivation und gesteigerten Selbstvertrauens bereit zu sein, mehr Engagement in ihrer Arbeit zu zeigen (FB 1, FB 2 & FB 5). Die Antworten auf diese Frage lassen den Schluss zu, dass es für die Befragten von großer Bedeutung ist, Wertschätzung von Praxisanleitenden oder Lehrkräften zu erfahren. Es wird der Wunsch nach einer Ausbildung auf Augenhöhe deutlich (FB 4).

3.4 Auswirkungen der Wertschätzung

Im folgenden Abschnitt werden sowohl die Antworten zu den gesundheitlichen Folgen mangelnder Wertschätzung als auch die Auswirkungen auf die Motivation behandelt. Die Befragten nennen in erster Linie psychische Belastungen. Von den Befragten gaben 40 % an, dass mangelnde Wertschätzung zu Stress führen kann (FB 2 & FB 5). Zusätzlich erklärten 40 % der Teilnehmer, dass fehlende Wertschätzung ein Anzeichen für nicht anerkannte Leistungen ist. Die Konsequenz davon ist ein geringeres Selbstwertgefühl bei den Befragten (FB 2 & FB 4). Neben den gesundheitlichen Folgen von mangelnder Wertschätzung beschreiben alle Befragten eine Abnahme ihrer Zufriedenheit. Dies führt nach Angaben von 60 % der Teilnehmer zu erheblicher Unzufriedenheit und in der Folge zu einem nachlassenden Engagement in der Ausbildung (FB 1, FB 3 & FB 4). Weitere 40 % interpretieren mangelnde Wertschätzung als Zeichen, nicht ernst genommen zu werden (FB 2 & FB 5). Zusammenfassend lässt sich festhalten, dass die Befragten mangelnde Wertschätzung als eine Abwertung ihrer eigenen Person empfinden und dies zu steigender Frustration während ihrer Ausbildung führt (FB 2 & FB 5).

3.5 Möglichkeiten von Wertschätzung

Im abschließenden Abschnitt des dritten Kapitels werden die Ergebnisse dargelegt, die Möglichkeiten zur Steigerung der Wertschätzung aufzeigen und die Vorteile einer positiven gelebten Wertschätzung verdeutlichen. Die Befragten in der Untersuchung äußerten, dass Kommunikation und regelmäßige Feedbackgespräche einen positiven Einfluss auf die Wertschätzung haben können (FB 1, FB 2 & FB 4). Des Weiteren wurde von den Befragten festgestellt, dass eine intensivere Begleitung und Anleitung während der praktischen Ausbildung gleichermaßen eine Option darstellt, um den Lernenden Wertschätzung entgegenzubringen (FB 3 & FB 4). Ein Befragter gab außerdem an, dass eine verbesserte Entlohnung und eine verstärkte Einbindung in die Teams die Wertschätzung erheblich steigern könnten (FB 5).

4 Diskussion

Im Diskussionsteil der Hausarbeit erörtert der Autor die Bedeutung und Relevanz der Ergebnisse des Themas. Dabei interpretiert dieser die Ergebnisse, vergleicht sie mit anderen wissenschaftlichen Arbeiten und diskutiert mögliche Erklärungen für die erhobenen Daten. Dieser Abschnitt soll den Lesenden Einblick in das Verständnis des Autors über das Thema bieten, seine Schlussfolgerungen präsentieren und die gestellte Forschungsfrage beantworten. Der Autor bewegt sich, wie bereits im vorherigen Kapitel dargestellt, im Bereich der Phänomenologie und der Interpretativen Phänomenologischen Analyse (IPA) (Creswell, 2007; zitiert nach Fringer & Schrems, 2018, S. 201, 202). Innerhalb des Diskussionsteils bewertet und interpretiert der Autor die Ergebnisse aus Kapitel drei unter Beachtung der Kriterien der qualitativen Forschung nach Lincoln & Guba (Lincoln & Guba, 1985; zitiert nach Flick, 2020, S. 254). Es lässt sich feststellen, dass sich die Antworten aus den Befragungen in vielen Punkten überschneiden und somit ein ähnliches Verständnis zum befragten Thema vorliegt. Die folgende Tabelle 4 zeigt Schlüsselbegriffe, die durch die Befragten häufig genannt wurden.

Tabelle 4: Schlagwörter Befragung

Frage	FB 1	FB 2	FB 3	FB 4	FB 5
1	Unterstützung von Menschen	Unterstützung von Menschen	Menschen helfen	Motivation von Kollegen	Arbeit mit Menschen
2	Respekt	Respekt	Respekt	Respekt	Respekt
3	Motivation gesteigert	Motivation gesteigert	Gegenseitiger Respekt	Ernst genommen werden	Motivation gesteigert
4	negative Gesundheit	Stress	negative Psyche	schlechtes Selbstbewusstsein	Stress
5	Zufriedenheit sinkt	Zufriedenheit sinkt	Zufriedenheit sinkt	Zufriedenheit sinkt	Selbstzweifel
6	Regelmäßige Feedbacks	Regelmäßige Feedbacks	Häufigere Anleitungen	Einzel- Gespräche	Bessere Bezahlung

(eigene Darstellung, 2024)

4.1 Diskussion zur Motivation

Die Frage zur Motivation, eine Ausbildung in der Pflege zu absolvieren, ist, wie der Begriff Motivation selbst, nicht anhand einer festen Größe messbar (Rheinberg & Vollmeyer, 2019, S. 14) und daher finden sich in den Antworten der Befragten auch nur geringe Überschneidungen. Nach Einschätzung von Rheinberg und Vollmeyer (2019, S. 14) werden die Ergebnisse der Frage zur Motivation durch die eigenen Erlebnismerkmale beeinflusst. Diese Auffassung teilt auch der Autor der vorliegenden Arbeit. Die Teilnehmenden der Befragung gaben, wie in Kapitel 3.1 bereits dargelegt, verschiedene Gründe zur persönlichen Motivation an. Die Motivation lässt sich also nicht anhand fester Kriterien einordnen, da diese im Zusammenhang mit den persönlichen Erfahrungen der Befragten stehen kann. Grundlegend diente die Frage lediglich als Einleitung im Fragebogen und stellt für die Beantwortung der Forschungsfrage keine Relevanz dar.

4.2 Diskussion zur Bedeutung der Wertschätzung

Bereits im Abschnitt 1.2 wurde durch den Autor darauf verwiesen, dass Wertschätzung für den Menschen als soziales Individuum eine fundamentale Grundlage darstellt (Dederich & Schnell, 2009; zitiert nach Silter, 2018, S. 45). Es lässt sich direkt feststellen, dass alle Befragten Wertschätzung als eine Form des gegenseitigen Respekts bewerten. Dennoch kann festgehalten werden, dass Wertschätzung und der damit verbundene Respekt, der ebenfalls individuell empfunden werden kann, sicher auch für jeden Menschen dennoch im Detail an Bedeutung zu- oder abnimmt. Nach Lindner (2016) lässt sich Respekt dabei unter anderem in zwei Kategorien einteilen: in bewertenden Respekt und in anerkennenden Respekt (Lindner, 2016, S. 167-175). Die Befragung der Lernenden hat zwar ein klares Ergebnis zu Frage zwei gezeigt, nämlich dass Lernende Wertschätzung grundsätzlich mit Respekt verbinden. Jedoch sollte anhand von Lindners Aussagen differenziert werden, dass Respekt und damit Wertschätzung etwas ist, das sich der Mensch durch Leistungen verdienen muss und nicht grundlegend gewährt wird. Schlussendlich sollte hierbei auch nicht unerwähnt bleiben, dass auch der Respekt vor der eigenen Persönlichkeit bedeutsam ist und eine Grundvoraussetzung darstellt, anderen Menschen, Kolleginnen und Kollegen oder zu pflegenden Personen respektvoll und wertschätzend zu begegnen (Kant, 1785; zitiert nach Lindner, 2016, S. 167-175).

4.3 Diskussion zur erlebten Wertschätzung in der Pflegeausbildung

Im nun folgenden Abschnitt der Diskussion erfolgt die erlebte Wertschätzung innerhalb der pflegerischen Ausbildung. Bereits in der Hinführung zum Thema verwies der Autor auf verschiedene Studien über erlebte Wertschätzung in der Pflege. Eine Studie von Buxel (2011) kam zu dem Ergebnis, dass das Pflegepersonal größtenteils unzufrieden ist (siehe Tabelle 1). Die von Ver.di 2022 veröffentlichte Studie zeigt auf, dass viele Auszubildende nicht zufrieden mit den Bedingungen ihrer Ausbildung sind und sich somit kein wirklicher Berufsstolz zeigt. Viele Studien weisen auf fehlende oder mangelnde Wertschätzung hin. Durch die Befragung wurde erkennbar, dass dieser Faktor für die Lernenden innerhalb der Pflegeausbildung eine große Bedeutung darstellt. „Gesteigerte Motivation" (FB 1, FB 2 & FB 5) war für einen überwiegenden Teil der Befragten eine Folge durch gelebte und gezeigte Wertschätzung. Im Gegenzug dessen standen als Folge für mangelnde Wertschätzung psychische Belastung und Stress im beruflichen Alltag im Vordergrund (FB 2, FB 3 & FB 5). Eine Differenzierung sollte jedoch stattfinden. Wie die Motivation, kann auch Wertschätzung als etwas Individuelles betrachtet werden. So kann für Lernende A ein positives Feedback (FB 1) als große Wertschätzung empfunden werden, während Lernende B sich eine Gehaltserhöhung wünscht (FB 5). In dieser interpretativen Analyse stellt der Autor fest, dass unter den Befragten ein ähnliches Empfinden zur Thematik vorliegt.

4.4 Diskussion zu den Auswirkungen der Wertschätzung

Das folgende Kapitel diskutiert die Auswirkungen von Wertschätzung und soll die Forschungsfrage des Autors beantworten. Die Wahrnehmung nach außen hat sich durch die SarsCov2-Pandemie verändert (Quernheim & Zegelin, 2022, S. 316-317). Durch die mediale Darstellung und Wahrnehmung nach außen stieg die empfundene Wertschätzung und Anerkennung bei den beruflich Pflegenden (Teresa-Morales et al. 2016; zitiert nach Kocks & Luboeinski, 2023, S. 56-59). Die Ergebnisse der Befragung zeigen, dass diese Anerkennung auch einen positiven Effekt auf die Lernenden hatte. Wertschätzung führt nach Aussagen der Befragten zu gesteigerter Motivation, fördert die Zufriedenheit und erhöht das Selbstvertrauen (FB 1, FB 2, FB 3, FB 4 & FB 5). Es lässt sich feststellen, dass sich unter den Befragten bei den positiven Auswirkungen der Wertschätzung größere Überschneidungen ergeben.

Bei den negativen Auswirkungen fehlender Wertschätzung lassen sich hingegen Unterschiede ermitteln. Dies mag damit im Zusammenhang stehen, dass die Befragten, wie bereits in Kapitel 4.3 beschrieben, eine unterschiedliche Auffassung darüber haben, wie sie Wertschätzung wahrnehmen. Ergänzend wurde durch die Befragten der Faktor Stress angesprochen. Auch hier lässt sich nur schwer eine einheitliche Ebene zur Interpretation finden, denn auch Stress kann in der Wahrnehmung verschieden aufgefasst werden. Der Autor kommt allerdings zu der Auffassung, dass die Befragten in ihren Antworten psychische gesundheitliche Folgen für sehr wahrscheinlich halten (FB 1, FB 2, FB 3, FB 4 & FB 5). Ergänzend zu den möglichen Gesundheitsfolgen steht der Faktor – Auswirkungen auf die Ausbildung. Wie auch in anderen Studien (Ver.di 2022 & Buxel 2011) gaben die Befragten an, dass mangelnde und fehlende Wertschätzung die Zufriedenheit stark beeinflusst (FB 1, FB 2, FB 3 & FB 4). Zusätzlich gaben die Befragten an, dass ein schwindendes Selbstwertgefühl vorliegt. Langfristig lässt dieser Faktor für den Autor die Interpretation zu, dass die Zahl der Ausbildungsabbrüche und der Verbleib im Pflegeberuf signifikant eine negative Bilanz aufweisen könnte. Zu diesem Schluss kommt auch eine qualitative Erhebung aus dem Jahr 2022 von Hoffmann und Christiansen. Hier wurde anhand eines Modells der Ursache-Wirkungszusammenhang zur Arbeitszufriedenheit und dem Berufsverbleib beschrieben (Hoffmann & Christiansen, 2022, S. 55-58).

Zur Beantwortung der Forschungsfrage zu den Auswirkungen auf die Motivation und Zufriedenheit in der Pflegeausbildung kommt der Autor zu folgendem Ergebnis: Aus den Ergebnissen der qualitativen Befragung lassen sich klare Zusammenhänge erschließen, die die Auswirkungen verdeutlichen. Für Lernende in der Pflegeausbildung spielt der Faktor Wertschätzung eine entscheidende Rolle für die Motivation und Zufriedenheit. Durch die Befragung konnten durch die interpretative phänomenologische Analyse viele Gemeinsamkeiten in den Antworten der Befragten aufgezeigt werden, die das Ergebnis unterstreichen, das auch durch vorangegangene Studien zusätzlich gestützt wird. Daher sollte diesem Faktor durch Pflegeschulen und auch durch die Träger der Ausbildung deutlich mehr Bedeutung zugesprochen werden, um das Engagement zu fördern und die Motivation und Zufriedenheit der Lernenden aufrecht zu halten.

4.5 Diskussion zu Möglichkeiten für Wertschätzung

Im letzten Abschnitt der Diskussion geht der Autor auf die abschließende Frage der Befragung ein, die sich auf die 'Wünsche' der Lernenden bezog, wie Wertschätzung gezeigt werden kann. Die 'Wünsche' der Lernenden lassen sich ebenfalls als individuell interpretieren. Aus den Ergebnissen zeigt sich, dass bei den befragten Lernenden vor allem der Wunsch nach konstruktiven Gesprächen und regelmäßigen Feedbacks besteht (FB 1, FB 2 & FB 4). Es lässt sich die aktuelle Situation in Kliniken und Pflegeeinrichtungen gegenüberstellen und auf das Verständnis der Lernenden hoffen, dass gegenwärtig nicht immer die Zeit für längere Gespräche zur Verfügung steht. Inwieweit sich diese Faktoren zusammenführen lassen, ist abhängig von den einzelnen Individuen und kann in dieser Arbeit nicht abschließend geklärt werden. Allerdings lässt sich hier abschließend feststellen, dass fehlende Möglichkeiten und Strategien zur Steigerung der Wertschätzung negative Auswirkungen auf die Zufriedenheit der Lernenden haben können (Gebert, 2023, S. 133). Die Entwicklung von Strategien zur Steigerung der Wertschätzung nimmt laut einer Studie von Haller (2020b) für die Arbeitgeber und Ausbildungsstellen deutlich an Bedeutung zu (Haller, 2020b; zitiert nach Gebert, 2023, S. 136). Es steht außer Frage, dass ein positives Arbeitsklima und die Arbeitsatmosphäre positiv durch die Anerkennung und Wertschätzung der Arbeitgeber und der Lehrenden gegenüber den Mitarbeitenden und Lernenden beeinflusst wird (Lohaus et al., 2013; zitiert nach Gebert, 2023, S. 136).

5　Fazit

Abschließend gibt der Autor ein persönliches Fazit zur vorgelegten Hausarbeit ab und bewertet dabei das Thema. Die Hausarbeit lässt die Schlussfolgerung zu, dass sich aus den erhobenen Daten und Ergebnissen Möglichkeiten für weitere Untersuchungen ergeben. Eine Erweiterung mittels quantitativer Forschung erscheint grundsätzlich möglich, insbesondere mit Blick auf die Berufsverweildauer von ausgelernten Pflegefachkräften. In einem Artikel der 'Pflege Zeitschrift – Wissen & Management' wurde der Begriff „Pflexit" beschrieben (Viol, Fuchs & Taufer, 2024, S. 51-54). Anhand der Ergebnisse dieser Arbeit kann festgehalten werden, dass diese Thematik für Schulen und Träger der Pflegeausbildung wesentlich sein sollte. Die in der Einleitung erwähnten Studie des BMG (2020 – 2023) zeigt diverse Möglichkeiten und Themen auf, die für beruflich Pflege und Lernende in Gesundheitsberufen einen hohen Stellenwert besitzen und nach Aussagen der Befragten die Wertschätzung steigern können. Als Bsp. lassen sich dabei u. a. die Digitalisierung, elektronische Patientenakte, aber auch der Wunsch nach regelmäßigen Schulen am Arbeitsplatz nennen (BMG, 2023). Daher ist weiterhin eine intensive Auseinandersetzung mit dem Thema Wertschätzung der Lernenden erforderlich. Wie bereits im Kapitel 4.5 beschrieben, muss es den ausbildenden Einrichtungen und Pflegeschulen bewusst sein, dass die Entwicklung von Strategien zur Steigerung der Wertschätzung höhergestellt werden muss, um die Zufriedenheit vor allem Langfristig zu steigern (Gebert, 2023, S. 133). Denn es ist eine Tatsache, dass die Auszubildenden von heutzutage die Pflegefachkräfte von morgen sind. Dies erfordert von allen Beteiligten einen regelmäßigen Austausch, um die Ausbildung optimal zu gestalten, die Motivation sowie Zufriedenheit von Auszubildenden steigern, und damit den Beruf langfristig attraktiv zu gestalten. In einem am 10.05.2023 erschienenen Artikel in der Berliner Zeitung von Christian Schwager zitierte er die Situation so: „Pflege in Deutschland: Auf dem Weg von der Krise in die Katastrophe" (Loheide; zitiert nach Schwager, 2023) Dieses Szenario darf nicht Realität werden! Es ist daher an der Zeit, dass sich Pflegeschulen und Einrichtungen mit eben solchen Themen wie Wertschätzung bei angehenden Pflegefachkräften explizit auseinanderzusetzen und damit einem möglichen „Pflexit" entgegenzutreten.

Literaturverzeichnis

Benedix, U., & Kathmann, T. (2019). Neue Wege der Pflegeausbildung. (I. A. Arbeitnehmerkammer, Hrsg.) *Arbeit und Wirtschaft in Bremen*(29), S. 8.

BMG. (12. Mai 2023). *Bundesgesundheitsminesterium*. Abgerufen am 27. September 2023 von https://www.bundesgesundheitsministerium.de/presse/pressemitteilungen /tag-der-pflegenden.html

Buxel, H. (2011). Was Pflegekräfte unzufrieden macht. *Deutsches Ärzteblatt, JG. 108*(17), S. A946-A948.

Flick, U. (2020). Gütekriterien qualitativer Forschung. In G. Mey, & K. Mruck (Hrsg.), *Handbuch qualitative Forschung in der Psychologie* (Bd. 2: Designs und Verfahren, S. 247-263). Wiesbaden: Springer.

Förster-Kuschel, J., & Fürstenau, B. (Januar 2020). Wie empfinden betriebliche Ausbilderinnen und Ausbilder den Umgang mit Heterogenität der Lernenden? *Berufsbildung in Wissenschaft und Praxis*, S. 48-49.

Fringer, A., & Schrems, B. (2018). Qualitative Datenanalyse. In H. Brandenburg, E.-M. Panfil, H. Mayer, & B. Schrems (Hrsg.), *Pflegewissenschaft 2* (S. 185-208). Bern: Hogrefe.

Gebert, R. (2023). *Vereint mit Potenzial - Ein Wegweiser für Verantwortliche in gemeinnützigen Organisationen*. Wiesbaden: Springer.

Häder, M. (2019). Die Bedeutung des Methodenwissens für das Verständnis empirischer Daten. In M. Häder, *Empirische Sozialforschung* (S. 5-17). Wiesbaden: Springer VS.

Hellweg, S., & Müller, K. (2012). Wer schätzt denn hier den Wert? –Wertschätzung für professionelle Pflege braucht man gemeinsame Qualitätskriterien. *Plexus*, S. 15-27.

Hinding, B., Akca, S., & Kastner, M. (2012). Werschätzung als Prädikator für die Leistungsfähigkeit und Gesundheit des Pflegepersonals im Krankenhaus. *Plexus Pflegejounal für Anästhesie und Intensivbehandlung*, S. 64-75.

Hoffmann, J., & Christiansen, M. (01-02. 2024). Altenpflege: So gelingt der Berufsverbleib. *Pflege Zeitschrift - Wissen & Management*(77), S. 55-58.

Hundenborn, G. (2022). Pflegebedürftige mit speziellen Versorgungsbedarfen: Anforderungen an die Aus- und Weiterbildung. In K. Jacobs, A. Kuhlmey, S. Greß, J. Klauber, & A. Schwinger, *Pflegereport* (S. 208). Berlin: Springer Verlag.

Klauber, J., Wasem, J., Beivers, A., & Mostert, C. (2023). Vorwort und Einführung. In J. Klauber, J. Wasem, A. Beivers, & C. Mostert (Hrsg.), *Krankenhaus-Report* (S. V-VII). Berlin: Springer Verlag.

Kocks, A., & Luboeinski, J. (August 2023). Seien Sie ruhig stolz auf sich! *Pflege Zeitschrift - Wissen & Management*(76), S. 56-59.

Lindner, L. (2016). Respekt. In D. Frey (Hrsg.), *Psychologie der Werte* (S. 167-175). Berlin; Heidelberg: Springer-Verlag.

Maier, C. B., Ludwig, M., Köppen, J., Kleine, J., & Busse, R. (2023). Das „Image" der Pflege: das Ansehen des Pflegeberufes in der Öffentlichkeit und bei Pflegefachpersonen. In J. Klauber, J. Wasem, A. Beivers, & C. Mostert (Hrsg.), *Krankenhausreport 2023* (S. 40-56). Berlin: Springer.

Mayer, H., Panfil, E.-M., & Hermann, B. (2018). Erhebungsmethoden. In H. Brandenburg, E.-M. Panfil, H. Mayer, & B. Schrems (Hrsg.), *Pflegewissenschaft 2* (S. 145-149). Bern: Hogrefe.

Quernheim, G., & Zegelin, A. (2022). *Berufsstolz in der Pflege*. Bern: Hogrefe.

Rheinberg, F., & Vollmeyer, R. (2019). *Grundriss der Psychologie - Motivation*. Stuttgart: W.Kohlhammer.

Saul, S., & Jürgensen, A. (2021). *Handreichung für die Pflegeausbildung am Lernort Pflegeschule*. Bonn: Bundesinstitut für Berufsbildung.

Schmucker, R. (2020). Arbeit, Gesundheit und Gerechtigkeit - Zur ungleichen Verteilung arbeitsbedingter Belastung. In B. Badura, A. Ducki, H. Schröder, J. Klose, & M. Meyer (Hrsg.), *Fehlzeiten-Report* (S. 71-86). Berlin: Springer.

Schneider, R. (2016). Wertschätzung. In R. Schneider, R. Becker, & M. Schneider, *Potenziale entdecken* (S. 92). Berlin; Heidelberg: Springer Vieweg.

Schwager, C. (10. Mai 2023). *Berliner Zeitung*. (Berliner-Zeitung, Herausgeber) Abgerufen am 23. Januar 2024 von https://www.berliner-zeitung.de/gesundheit-oekologie/pflege-in-deutschland-auf-dem-weg-von-der-krise-in-die-katastrophe-diakonie-gesundheit-li.346644

Silter, K. (2017). Wertschätzung als differenztheoretisches Prinzip von Respekt. In K. Silter, *Respekterleben bei Menschen mit und ohne Behinderung* (S. 45). Wiesbaden: Springer Verlag.

Simon, M. (2018). Literaturrecherche. In H. Brandenburg, E.-M. Panfil, H. Mayer, Schrems, & Berta (Hrsg.), *Pflegewissenschaft 2* (S. 60). Bern: Hogrefe.

Ver.di - Vereinte Dienstleistungsgewerkschaft. (2022). *Ausbildungsreport Pflegeberufe 2021*. Institut für Sozialpädagogische Forschung Mainz e. V., Gesundheit, Soziale Dienste, Bildung und Wissenschaft. Suttgart: Offizin Scheufele.

Viol, M., Fuchs, D., & Taufer, R. (01-02. 2024). Pflexit - Gibt es ein Problem und falls ja, welches? *Pflege Zeitschrift - Wissen und Management*(77), S. 51-54.

Vogler, C. (2020). Die neue Pflegeausbildung startet - Generalistik: Das ändert sich. *Heilberufe, 72*(2), 61-64.

Weber, H. (September 2023). Nachhaltige Pflegeausbildung. *Pflege Zeitschrift Wissen & Management*(76).

Zegelin, A. (2021). Berufsstolz ist wichtig für Pflegende. *Pflege Professionell*(36).

Anhang

Leitfadeninterview

Sehr geehrte Studienteilnehmer/-innen,

im Rahmen einer Hausarbeit an der HFH führe ich eine Untersuchung zum Thema „Bedeutung der Wertschätzung in der Pflegeausbildung" durch.

Ziel der Befragung ist es, den aktuellen Stand zur Bedeutung und der Auswirkung der Wertschätzung zu reflektieren. Des weitern erfolgt auf der Basis des Leitfadeninterviews und bestehender Daten eine Diskussion über die Herausforderungen in der Pflegeausbildung.

Ihre Angaben werden absolut vertraulich behandelt.

Vielen Dank für Ihre Teilnahme.

Allgemeine Daten:

Geschlecht:

männlich   weiblich   divers

Alter:

17 – 25   26 – 34   35– 40   41 – 49

Ausbildungsdrittel:

1. Ausbildungsdrittel   2. Ausbildungsdrittel   3. Ausbildungsdrittel

Pflegehelfer/in

Träger der Ausbildung:

Klinik   Stationäre Langzeitpflege   Ambulante Langzeitpflege

Frage 1:

Was hat Sie für die Ausbildung zum/zur Pflegefachmann / Pflegefachfrau oder zum / zur Pflegehelfer/in motiviert?

Frage 2:

Wie definieren Sie für sich persönlich Wertschätzung?

Frage 3:

Wie wichtig ist Ihnen persönlich die Wertschätzung seitens der Lern- und der Praxisbegleiter für Ihre Motivation während der Pflegeausbildung?

E

Frage 4:

Inwiefern wirkt sich eine mangelnde Wertschätzung auf ihre Gesundheit aus?

Frage 5:

Inwiefern hat mangelnde Wertschätzung seitens Lern- und Praxisbegleiter Einfluss auf Ihre Zufriedenheit? Begründen Sie ihre Aussage!

Frage 6:

Welche konkreten Maßnahmen könnten aus Ihrer Sicht ergriffen werden, um die Wertschätzung in Ihrer Pflegeausbildung zu verbessern?

F